BEI GRIN MACHT SICH IHR WISSEN BEZAHLT

- Wir veröffentlichen Ihre Hausarbeit, Bachelor- und Masterarbeit

- Ihr eigenes eBook und Buch - weltweit in allen wichtigen Shops

- Verdienen Sie an jedem Verkauf

Jetzt bei www.GRIN.com hochladen und kostenlos publizieren

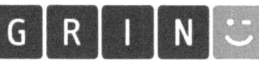

Neue Antibiotika gegen Krankheitserreger

Anas Bagonaid

GRIN

Bibliografische Information der Deutschen Nationalbibliothek:

Die Deutsche Nationalbibliothek verzeichnet diese Publikation in der Deutschen Nationalbibliografie; detaillierte bibliografische Daten sind im Internet über http://dnb.d-nb.de abrufbar.

ISBN: 9783346441379
Dieses Buch ist auch als E-Book erhältlich.

© GRIN Publishing GmbH
Nymphenburger Straße 86
80636 München

Alle Rechte vorbehalten

Druck und Bindung: Books on Demand GmbH, Norderstedt Germany
Gedruckt auf säurefreiem Papier aus verantwortungsvollen Quellen

Das vorliegende Werk wurde sorgfältig erarbeitet. Dennoch übernehmen Autoren und Verlag für die Richtigkeit von Angaben, Hinweisen, Links und Ratschlägen sowie eventuelle Druckfehler keine Haftung.

Das Buch bei GRIN: https://www.grin.com/document/1033861

Hochschule Anhalt

Anhalt University of Applied Sciences

Fachbereich Angewandte
Biowissenschaften und Prozesstechnik

Neue Antibiotika

Von: Anas Bagonaid

Studiengang: Pharmatechnik (M.Sc.)

Inhaltsverzeichnis

Abkürzungsverzeichnis

WHO	-	World Health Organization (Weltgesundheitsorganisation)
ABS	-	Antibiotic Stewardship (Antibiotikaverwaltung)
MDR	-	Multiple Drug Resistance (auch als **MRE** bezeichnet)
MRE	-	Multiresistente Erreger
USA	-	United States of America
USFDA	-	United States Food and Drug Administration (Behörde für Lebens- und Arzneimittel)
EMA	-	European Medicines Agency (Europäische Arzneimittel-Agentur)
MRSA	-	Methicillin-resistenter Staphylococcus aureus (MRSA Super bug)
API	-	Active Pharmaceutical Ingredient (Wirkstoff)
ATP	-	Adenosintriphosphat
TB	-	Tuberkulose
DNA	-	Deoxyribonucleic Acid (Desoxyribonukleinsäure)
vfa	-	Verband forschender Arzneimittelhersteller

Abbildungsverzeichnis

1. Einleitung

Antibiotika sind Wirkstoffe, die das Wachstum von Bakterien hemmen oder diese abtöten. Sie werden für die Behandlung und auch für die Vorbeugung bakterieller Infektionskrankheiten verabreicht. Ihre Effekte beruhen auf der selektiven Interaktion mit molekularen Strukturen, die für die Erreger spezifisch sind [1].

Seit ihrer Entdeckung vor über 70 Jahren sind Antibiotika unsere wichtigste Waffe bei der Behandlung bakterieller Infektionen, einschließlich lebensbedrohlicher Krankenhausinfektionen. Häufig werden sie aber routinemäßig verschrieben und eingenommen, nicht selten in unsachgemäßer Weise. Antibiotika kommen auch in der Viehzucht zur Behandlung, zur Krankheitsprävention und zur Wachstumsförderung zum Einsatz. Doch ihre Wirksamkeit ist gefährdet, da durch ihren wahllosen Einsatz Antibiotikaresistenzen entstanden sind.

Die Antibiotikaresistenz ist ein zu erwartender natürlicher Mechanismus, der dort auftritt, wo ein Antibiotikum, das normalerweise das Wachstum einer bestimmten Bakterien- oder Pilzart unterbinden würde, eine schwache beziehungsweise keine Wirkung mehr zeigt. Eine Resistenz gegen Antibiotika tritt meist in Kombination oder als Anpassung an extreme Umweltbedingungen auf. Weltweit sterben nach Angaben der WHO circa 700.000 Menschen jährlich an den Folgen von Antibiotikaresistenz; in Deutschland circa 6.000 [2]. Die zunehmende Ausbreitung resistenter Keime machen die Entwicklung neuer Antibiotika dringend notwendig.

Es besteht nach wie vor ein großer Bedarf an neuen Antibiotika, insbesondere an Antibiotika gegen multiresistente gramnegative Bakterien in Krankenhäusern. Es besteht auch ein wachsender Bedarf an neuen Antibiotika gegen von der Gemeinschaft erworbene Krankheitserreger, einschließlich der Erreger von Tuberkulose, Gonorrhoe und Harnwegsinfektionen. Sofern die antibakterielle Entwicklung nicht wieder angekurbelt wird, besteht die ernste Gefahr, dass ein wachsender Anteil an Infektionen, insbesondere in Krankenhäusern, effektiv unbehandelbar wird [3].

2. Auf dem Markt seit 2019 neu zugelassene Antibiotika

Trotz anhaltender Bemühungen sind die Ärzte weltweit ständig mit der Gefahr einer Bakterienresistenz konfrontiert [4]. Die Belastung der öffentlichen Gesundheit trug zur Entwicklung und Umsetzung von Strategien zur rationellen Verwendung von Antibiotika und zur Begrenzung der Ausbreitung resistenter Bakterien bei; der sogenannten „Antibiotic Stewardship" (ABS) [5].

Eine andere Strategie in dieser Richtung besteht darin, das vorhandene pharmazeutische Arsenal durch neuartige Kombinationen und neue Indikationen zu optimieren. Die Anzahl und Wirksamkeit dieser Medikamente sind jedoch weit davon entfernt, alle bestehenden Bedürfnisse zu decken und die hochadaptiven bakteriellen Mikroorganismen vollständig zu bekämpfen. Darüber hinaus wurde bereits das Auftreten von multiresistenten Bakterien (MDR) beschrieben.

Die Antibiotikaverwaltung oder „Antibiotic Stewardship" hat ihre Wirksamkeit bewiesen, allerdings hat sie auch ihre eigenen Grenzen und Herausforderungen [6]. Die Suche nach neuen effizienten Arzneimitteln muss jedoch fortgesetzt werden und bleibt eine Säule der Strategie gegen multiresistente Keime.

Gegen bakterielle Infektionen ist derzeit eine Reihe neuer Antibiotika und Schutzimpfungen weltweit zugelassen - vor allem in den USA und Europa, insbesondere Deutschland. Eine Übersicht über die neuartigen antibakteriellen Wirkstoffe, die im vergangenen Jahr (2019) von der US-amerikanischen Food and Drug Administration (USFDA) und der Europäischen Arzneimittel-Agentur (EMA) zugelassen wurden, ist in der nachfolgenden Tabelle (siehe Tabelle 1) dargestellt.

Tabelle 1: Die seit 2019 neu zugelassene Antibiotika [7, 8]

Wirkstoff / Applikationsart	Klasse	Unternehmen	Anwendungsgebiete	Entwicklungsstatus
Imipenem, Cilastatin und Relebactam (Recarbrio), i.v.	Carbapenem, Dehydropeptidase-I-Inhibitor (Booster) und Betalactamase-Hemmer	Merck & Co. (USA)	Bauchrauminfektionen, Harnwegsentzündung und gramnegative Bakterien	in der EU zugelassen seit 02/2020, aber noch nicht vermarktet; in der USA seit 07/2019 gegen komplizierte Harnwegs- und komplizierte intraabdominelle Infektionen zugelassen
Pretomanid (zur Kombination mit Bedaquilin und Linezolid), oral	Nitroimidazooxazine	TB Alliance (USA & Südafrika) mit Kommerzialisierungspartner Mylan (Niederlande)	Multiresistente Tuberkulose, die die Lunge betrifft	in der EU zur Zulassung empfohlen seit 03/2020; in der USA seit 08/2019 zugelassen
Delafloxacin, i.v. / oral	Fluorchinolon	Melinta Therapeutics (USA) und Menarini (Italien)	Hautinfektionen, Lungenentzündung, Bauchrauminfektionen, Harnwegsentzündung, Gonorrhoe und MRSA[1]	in der EU zugelassen seit 12/2019, aber noch nicht vermarktet, in der USA zugelassen seit 06/2017
Cefiderocol, i.v.	Cephalosporin	Shionogi & Co. (Japan)	gramnegative Bakterien mit begrenzten Therapiemöglichkeiten, unter anderem Acinetobacter, Enterobakterien, Pseudomonas	in der EU zugelassen seit 04/2020; in der USA zugelassen seit 11/2019
Lefamulin, i.v. und oral	Pleuromutilin	Nabriva Therapeutics (Irland)	Harnwegsentzündung, Lungenentzündung und gramnegative Bakterien	im EU-Zulassungsverfahren seit 06/2019; in der USA seit 08/2019 zugelassen

[1] Methicillin-resistenter Staphylococcus aureus (MRSA Super bug)

2.1. Imipenem, Cilastatin und Relebactam (Recarbrio)

Recarbrio ist ein Antibiotikum zur Behandlung von Erwachsenen mit Infektionen, die durch Bakterien verursacht werden, die als aerobe gramnegative Bakterien eingestuft sind. Dieses Arzneimittel wird verwendet, wenn andere Behandlungen möglicherweise nicht funktionieren. Recarbrio enthält die Wirkstoffe Imipenem, Cilastatin und Relebactam [8]. Dieses Arzneimittel wird als intravenöse Infusion verabreicht.

Einer der Wirkstoffe in Recarbrio, Imipenem, tötet Bakterien ab, während die anderen beiden, Cilastatin und Relebactam, die Wirksamkeit von Imipenem auf unterschiedliche Weise erhöhen. Imipenem stört bakterielle Proteine, die für den Aufbau der bakteriellen Zellwand wichtig sind. Dies führt zu defekten Zellwänden, die kollabieren und zum Absterben der Bakterien führen. Imipenem wird von den Nieren schnell abgebaut und das Cilastatin in Recarbrio verhindert diesen Abbau und lässt Imipenem länger wirken. Der dritte Wirkstoff, Relebactam, blockiert Enzyme in den Bakterien, die als Beta-Lactamasen bezeichnet werden. Diese Enzyme bauen Antibiotika wie Imipenem ab und stoppen ihre Wirkung.

2.2. Pretomanid

Pretomanid ist ein Nitroimidazol. In der Pharmakologie sind Nitroimidazole Stoffgruppen, die zur Behandlung von Infektionen mit Bakterien und / oder Protozoen dienen und deren Kernmerkmal ein mit einer Nitrogruppe substituiertes Imidazol ist. Es wurde im August 2019 von der USFDA für die Verwendung in Kombination mit den Wirkstoffen Bedaquilin und Linezolid zugelassen [10]. Dieses Arzneimittel wird in Form von Tabletten zur oralen Einnahme verabreicht.

Bedaquilin hat antimykobakterielle Eigenschaften gegen sich teilende und nicht teilende Tuberkulosebakterien (TB). Die Effekte beruhen auf der Hemmung der mykobakteriellen ATP-Synthase, welche für die Energiegewinnung von Bedeutung ist. Dadurch wird die Bildung des Energieträgers ATP verhindert. Ebenso hat Linezolid antibakterielle Eigenschaften gegen aerobe grampositive Bakterien, einige gramnegative und anaerobe Mikroorganismen. Die Effekte beruhen auf der Hemmung der Proteinsynthese durch die Bindung an bakterielle Ribosomen. Im Unterschied zu anderen Antibiotika ist es zu Beginn der Translation wirksam und hemmt die Bildung des Initiationskomplexes.

2.3. Delafloxacin

Delafloxacin ist ein bakterizides Antibiotikum aus der Gruppe der Fluorchinolone (Untergruppe der Chinolonantibiotika) und wird hauptsächlich für die Behandlung bakterieller Hautinfektionen verwendet. Die Effekte beruhen auf der Hemmung der bakteriellen Topoisomerase IV und der DNA-Gyrase [11]. Das Arzneimittel wird als intravenöse Infusion und in Form von Tabletten zur Einnahme verabreicht. Delafloxacin wird vorwiegend glucuronidiert und unterliegt kaum einem oxidativen Metabolismus.

2.4. Cefiderocol

Cefiderocol ist ein Antibiotikum, das bei Erwachsenen zur Behandlung von Infektionen eingesetzt wird, die durch Bakterien verursacht werden, die als aerobe gramnegative Bakterien eingestuft sind. Dieses Arzneimittel wird als intravenöse Infusion verabreicht.

Der Wirkstoff Cefiderocol gehört zur Klasse der Cephalosporin-Antibiotika. Cephalosporine bilden eine Gruppe von Breitband-Antibiotika und gehören wie Penicillin zu den β-Lactam-Antibiotika. Es verwendet das bakterieneigene System zum Importieren von Eisen, das in die Bakterienzelle gelingt. Somit wird die Bildung der Bakterienzellwand blockiert und die Bakterien abgetötet [12].

2.5. Lefamulin

Lefamulin ist ein halbsynthetisches Antibiotikum. Laut Herstellerangabe ist Lefamulin das erste systemisch wirksame Antibiotikum für die Humanmedizin aus der Gruppe der Pleuromutiline. Pleuromutiline sind eine Gruppe von Naturstoffen, die aus Pilzen stammen. Sie hemmen die Proteinsynthese, indem sie sich an das Peptidyltransferase-Zentrum der 50S-Untereinheit der Ribosomen binden [13]. Da sich die Bindungsstelle von den anderen ribosomal interagierenden, antibakteriellen Stoffen unterscheidet, soll Lefamulin auch bei bereits erfolgter Resistenzbildung wirksam sein. Das Arzneimittel wird als intravenöse Infusion und in Form von Tabletten oral verabreicht.

3. Neue Antibiotika gegen Krankheitserreger

Die Entdeckung des ersten Antibiotikums, Penicillin, vor über 90 Jahren hat die moderne Medizin revolutioniert. Seitdem sind Antibiotika zu einer der häufig verwendeten Medikamentenklassen geworden. Sie werden zur Vorbeugung und Behandlung von Infektionen eingesetzt und ermöglichen komplexe Operationen, die zur Routine geworden sind. Allerdings sind Antibiotika nicht mehr so wirksam wie früher. Im Laufe der Zeit haben sich bestimmte Bakterien, sogenannte „Superbugs", angepasst und gelernt, den Wirkungen der Medikamente, die sie abtöten sollen, zu widerstehen. Der kollektive, übermäßige Einsatz von Antibiotika bei Menschen, Tieren und Pflanzen hat diesen Prozess beschleunigt.

Arzneimittelresistente Infektionen sind heute eine ernsthafte Bedrohung für die Gesundheit der Menschen. Hunderttausende Menschen sterben jedes Jahr an Infektionen, die nicht mehr mit vorhandenen Medikamenten behandelt werden können [2]. Die Forschung nach neuen Antibiotika, die in der Lage sind, arzneimittelresistente Bakterien abzutöten, ist für die Rettung der modernen Medizin von entscheidender Bedeutung.

Derzeit arbeiten weltweit nur eine Handvoll großer und mehr als fünfzig kleine und mittlere Unternehmen an neuen Antibiotika und anderen antibakteriell wirksamen Medikamenten. Die meisten davon betreiben ihre Labors in den USA, doch auch in Deutschland, Österreich und der Schweiz arbeiten industrielle Pharmaforscher an neuen Mitteln. Das zeigt die folgende Abbildung (siehe Abbildung 1) [14].

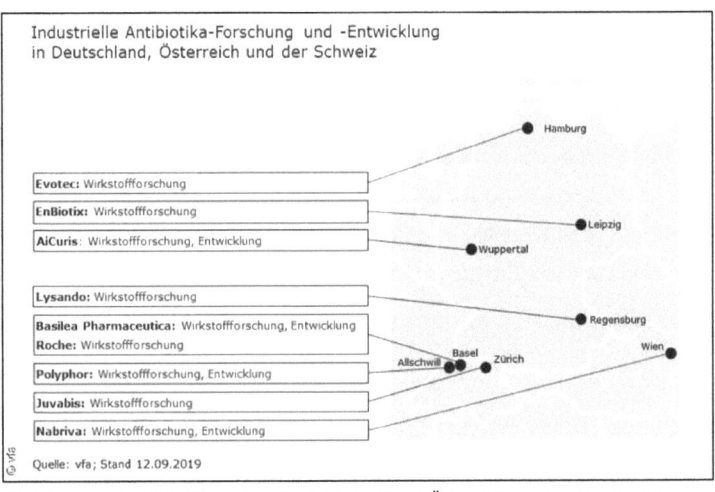

Abbildung 1: Industrielle Pharmaforscher in Deutschland, Österreich und der Schweiz [14]

Die Abbildung zeigt, dass vier Pharmaunternehmen in Deutschland nach neuen Antibiotika forschen. Im Vergleich zu den US-Pharmaunternehmen (27 Unternehmen) ist die Zahl relativ klein und überschaubar.

3.1. Herausforderungen bei der Entwicklung neuer Antibiotika

Seit den 1980er Jahren wurden keine neuen Klassen von Antibiotika entdeckt. Eine Klasse definiert eine Gruppe von Antibiotika, die eine bestimmte Wirkungsweise haben, beispielsweise indem sie Bakterien abtöten oder ihre Vermehrung stoppen, und gegen bestimmte Arten von Infektionen wirksam sind [15]. Die Antibiotika, die in den letzten drei Jahrzehnten auf den Markt gebracht wurden, sind Variationen von Arzneimitteln, die zuvor entdeckt worden sind.

Die Entdeckung und Entwicklung „novel Antibiotics" oder neuer Antibiotika ist eine Herausforderung. Die Wissenschaft, die dahinter steckt ist schwierig und der Forschungs- und Entwicklungsprozess ist zeitaufwändig, teuer und scheitert häufig. Die Entwicklung eines neuen Antibiotikums kann 10 bis 15 Jahre dauern und über 1 Milliarde US-Dollar kosten [16].

Obwohl die zunehmende Ausbreitung resistenter Keime die Entwicklung neuer Antibiotika dringend notwendig macht, ziehen sich insbesondere die großen Pharmaunternehmen aus diesem Geschäftsfeld mehr und mehr zurück. Vor allem, wenn die Pharmaunternehmen viel Geld investieren, um ein neues Antibiotikum auf dem Markt zu bringen, aber weder ihre Kosten decken noch Gewinne erzielen können [15].

Neue Antibiotika gelten als „Medikamente des letzten Ausweges" gegen gefährliche Bakterien. Um die Entwicklung von Antibiotikaresistenzen zu begrenzen, müssen sie sparsam eingesetzt werden und dürfen nicht in großen Mengen verkauft werden. Außerdem sind Antibiotika im Vergleich zu teureren Behandlungen tendenziell recht günstig. Die Kombination aus niedrigen Umsätzen und niedrigen Preisen begrenzt die Menge an Geld, die Unternehmen verdienen können. Ohne finanzielle Anreize haben viele große Pharmaunternehmen begonnen, sich aus der Forschung zurückzuziehen [16].

3.2. In der Pipeline der Pharmaindustrie steckende Antibiotika

Nichtsdestotrotz befinden sich derzeit nach Angaben der Weltgesundheitsorganisation weltweit zwischen vierzig und fünfzig Antibiotika in den Phasen II oder III der Klinischen Prüfung [17]. Diese Wirkstoffe sind in Anhang 1 (A1) dieser Arbeit aufgelistet.

Die vorklinische Pipeline umfasst innovativere und vielfältigere Kandidaten – 252 antimikrobielle Wirkstoffe befinden sich in einem frühen Teststadium [18]. Es wird jedoch bis zu zehn Jahren dauern, bis das erste dieser Medikamente auf den Markt kommt. Diese erforschten Wirkstoffe sind global auf 145 Institutionen und Firmen verteilt (siehe Abbildung 2).

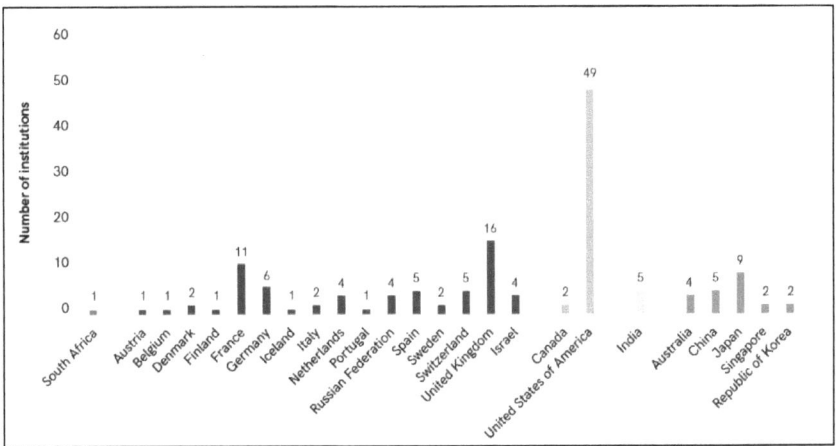

Abbildung 2: Die geografische Verteilung der 145 Einrichtungen mit präklinischen Pipeline-Projekten [18]

In der Pathogenprioritätsliste der Weltgesundheitsorganisation für 2017 [19] wurden Krankheitserreger identifiziert, die antibiotikaresistente Infektionen verursachen, für die weltweit dringend neue antibakterielle Behandlungen erforderlich sind. Die Untersuchung der präklinischen Pipelineprojekte zeigt, dass sich eine signifikante Anzahl von Produkten auf einzelne Krankheitserreger konzentriert hat, was eine starke Verschiebung hin zu pathogen-fokussierten Therapien darstellt, und nicht hin zu Wirkstoffen mit breiterem Spektrum, die auch empirisch verwendet werden können.

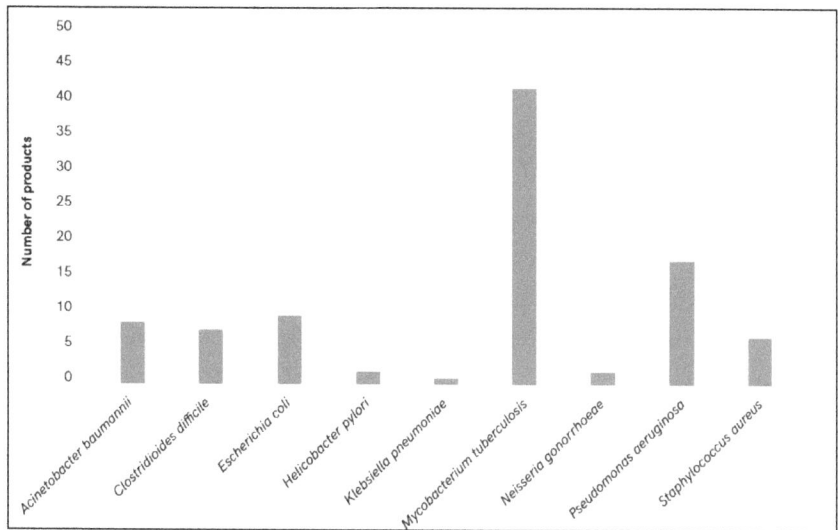

Abbildung 3: Krankheitserreger, auf die ein einzelnes Pathogenzielprodukt abzielt [18]

Insgesamt zielen 43 Antibiotika auf M. tuberkulöses ab, und weitere 38 Antibiotika zielen auf die kritischen gramnegativen Prioritätspathogene der Weltgesundheitsorganisation ab (siehe Abbildung 3).

Das Hauptaugenmerk der aktuellen präklinischen Pipeline liegt auf gramnegativen Krankheitserregern in Kombination mit einer Verschiebung hin zu pathogenspezifischen Wirkstoffen. Diese Verschiebung spiegelt wahrscheinlich den Einfluss der WHO-Pathogenprioritätsliste wider, in der resistente gramnegative als kritischste Priorität hervorgehoben wurden. Es scheint, dass diese Liste als Leitlinie interpretiert worden ist, dass Unternehmen sich eher auf einzelne Krankheitserreger (Pathogene) als auf allgemeine bakterielle Infektionen konzentriert haben.

4. Diskussion und Zusammenfassung

An neuen Wirkstoffen wird weltweit geforscht. Die Pipeline ist nach Schätzung des Verbandes forschender Arzneimittelhersteller (vfa) „ordentlich" gefüllt [14]. Allerdings ist die Anzahl dieser noch nicht an Menschen erprobter Medikamente, die schließlich auf den Markt kommen werden, unbekannt.

In Bezug auf die Arzneimittelentwicklung und -forschung wird die präklinische antibakterielle Pipeline von kleinen und mittleren Unternehmen und akademischen Institutionen gesteuert. Da diese Unternehmen und Institutionen im Allgemeinen auf externe Finanzierungs- und Entwicklungspartnerschaften angewiesen sind, bieten die derzeitige Marktdynamik und die Investitionen in Forschung und Entwicklung von Antibiotika kein unterstützendes Umfeld, um erfolgreiche Produkte über die klinische Phase 1 hinaus voranzutreiben. Das heißt, dass die Hauptlast der kostspieligen Forschung mittleren und kleineren Unternehmen überlassen wird.

Die vielfältige präklinische Pipeline wurde durch die jüngsten Bemühungen beeinflusst, die Forschung zur Entwicklung neuer antibakterieller Wirkstoffe anzuregen. Es ist ermutigend zu sehen, welche unterschiedlichen Ansätze in verschiedenen Regionen der Welt verfolgt werden. Wie bei neuen innovativen Ansätzen im Allgemeinen werden die meisten Projekte wahrscheinlich scheitern, bevor sie die endgültige klinische Phase erreichen. Die Größe der präklinischen Pipeline dürfte daher immer noch nicht ausreichen, um die dringend benötigten innovativen Therapeutika zu generieren. Es ist wichtig, weiterhin in die Entdeckungs- und präklinischen Phasen zu investieren, um neue antibakterielle Arzneimittel zu finden und voranzutreiben, um sich der Herausforderung hinsichtlich arzneimittelresistenter bakterieller Infektionen zu stellen.

Literaturverzeichnis

[1]   Dr. med. Norbert Ostendorf; Dr. Frank Antwerpes (2018): Antibiotikum - DocCheck Flexikon. DocCheck Medical Services GmbH. Online verfügbar unter https://flexikon.doccheck.com/de/Antibiotikum, zuletzt aktualisiert am 05.10.2018, zuletzt geprüft am 01.06.2020.

[2]   Der Spiegel (2015): Antibiotikum fördert laut WHO-Umfrage Entstehung multiresistente Keime - DER SPIEGEL - Gesundheit. Online verfügbar unter https://www.spiegel.de/gesundheit/diagnose/multiresistente-keime-who-umfrage-enthuellte-wissensluecken-a-1063008.html, zuletzt aktualisiert am 16.11.2015, zuletzt geprüft am 01.06.2020.

[3]   Livermore, D. M. (2004): The need for new antibiotics. In: Clinical microbiology and infection: the official publication of the European Society of Clinical Microbiology and Infectious Diseases 10 Suppl 4, S. 1-9. DOI: 10.1111/j.1465-0691.2004.1004.x.

[4]   Droz, Nina; Hsia, Yingfen; Ellis, Sally; Dramowski, Angela; Sharland, Mike; Basmaci, Romain (2019): Bacterial pathogens and resistance causing community acquired paediatric bloodstream infections in low- and middle-income countries: a systematic review and meta-analysis. In: Antimicrobial Resistance and Infection Control 8, S. 207. DOI: 10.1186/s13756-019-0673-5.

[5]   Bretonnière, Cédric; Leone, Marc; Milési, Christophe; Allaouchiche, Bernard; Armand-Lefevre, Laurence; Baldesi, Olivier et al. (2015): Strategies to reduce curative antibiotic therapy in intensive care units (adult and paediatric). In: Intensive care medicine 41 (7), S. 1181–1196. DOI: 10.1007/s00134-015-3853-7.

[6]   Lemmen, S. W.; Lewalter, K. (2018): Antibiotic stewardship and horizontal infection control are more effective than screening, isolation and eradication. In: Infection 46 (5), S. 581–590. DOI: 10.1007/s15010-018-1137-1.

[7]   Entwicklung neuer Antibiotika & Impfstoffe | vfa (2020). Online verfügbar unter
       https://www.vfa.de/de/arzneimittel-forschung/woran-wir-forschen/antibakterielle-
       pipeline.html, zuletzt aktualisiert am 30.04.2020, zuletzt geprüft am 04.06.2020.

[8]   Andrei, Stefan; Droc, Gabriela; Stefan, Gabriel (2019): FDA approved antibacterial
       drugs: 2018-2019. In: Discoveries 7 (4), e102. DOI: 10.15190/d.2019.15.

[9]   Recarbrio | European Medicines Agency (2020). Online verfügbar unter
       https://www.ema.europa.eu/en/medicines/human/EPAR/recarbrio, zuletzt aktualisiert
       am 26.02.2020, zuletzt geprüft am 07.06.2020.

[10]   Celine Müller, Apothekerin Redakteurin DAZ.online (2019): Pretomanid bei
       hochresistenter   Tuberkulose.   DAZ.online.   Online   verfügbar   unter
       https://www.deutsche-apotheker-zeitung.de/news/artikel/2019/08/20/pretomanid-bei-
       hochresistenter-tuberkulose, zuletzt aktualisiert am 20.08.2019, zuletzt geprüft am
       07.06.2020.

[11]   Jorgensen, Sarah C. J.; Mercuro, Nicholas J.; Davis, Susan L.; Rybak, Michael J.
       (2018): Delafloxacin: Place in Therapy and Review of Microbiologic, Clinical and
       Pharmacologic Properties. In: Infectious Diseases and Therapy 7 (2), S. 197–217. DOI:
       10.1007/s40121-018-0198-x.

[12]   Fetcroja | European Medicines Agency (2020). Online verfügbar unter
       https://www.ema.europa.eu/en/medicines/human/EPAR/fetcroja, zuletzt aktualisiert am
       04.05.2020, zuletzt geprüft am 07.06.2020.

[13]   Veve, Michael P.; Wagner, Jamie L. (2018): Lefamulin: Review of a Promising Novel
       Pleuromutilin Antibiotic. In: Pharmacotherapy 38 (9), S. 935–946. DOI:
       10.1002/phar.2166.

[14]   Antibiotika & Resistenzen - Vorsprung sichern | vfa (2020). Online verfügbar unter
       https://www.vfa.de/de/arzneimittel-forschung/woran-wir-forschen/neue-antibiotika-den-
       vorsprung-wahren.html, zuletzt aktualisiert am 29.04.2020, zuletzt geprüft am
       06.10.2020.

[15] Antibiotika-Resistenzen: Pharmakonzerne ziehen sich aus Forschung zurück - WELT (2020). Online verfügbar unter https://www.welt.de/wirtschaft/article205207221/Antibiotika-Resistenzen-Pharmakonzerne-ziehen-sich-aus-Forschung-zurueck.html, zuletzt aktualisiert am 22.01.2020, zuletzt geprüft am 22.01.2020.

[16] Why is it so hard to develop new antibiotics? | Wellcome (2020). Online verfügbar unter https://wellcome.ac.uk/news/why-is-it-so-hard-develop-new-antibiotics, zuletzt aktualisiert am 10.06.2020, zuletzt geprüft am 21.01.2020.

[17] World Health Organization (2019): 2019 antibacterial agents in clinical development: an analysis of the antibacterial clinical development pipeline: World Health Organization.

[18] World Health Organization (2019): ANTIBACTERIAL AGENTS INPRECLINICAL DEVELOPMENT an open access database: World Health Organization.

[19] World Health Organization (2017): global priority list of antibiotic-resistant bacteria to guide research, discovery, and development of new antibiotics: World Health Organization.

Anhang

A1: Neue Antibiotika und Impfstoffe gegen Bakterien in Entwicklung[1]

---

[1]Entwicklung neuer Antibiotika & Impfstoffe | vfa (2020). Online verfügbar unter https://www.vfa.de/de/arzneimittel-forschung/woran-wir-forschen/antibakterielle-pipeline.html, zuletzt aktualisiert am 30.04.2020, zuletzt geprüft am 04.06.2020.

A1 Neue Antibiotika und Impfstoffe gegen Bakterien in Entwicklung

Nicht erregerspezifische Antibiotika mit neuem Wirkstoff in klinischer Entwicklung ab Phase II, im Zulassungsverfahren oder vor der Markteinführung (Stand: 06/2020)

Kürzel bezeichnen die Anwendungsgebiete: Gram(–) = Gram-negative Bakterien, Gram(+) = Gram-positive Bakterien; B = Bauchrauminfektionen, H = Hautinfektionen, K = Knocheninfektionen, L = Lungenentzündung, M = Mittelohrentzündung, U = Harnwegsentzündung, W = Weichteilinfektionen.

Wirkstoff des neuen Antibiotikums, Anwendung	Klasse	Unternehmen	Anwendungsgebiete	WHO-Priorität (siehe [19])	Entwicklungsstatus
Eravacyclin, i.v./oral	Tetracyclin	Tetraphase	B, U inkl. multiresist. gram (–), Enterobakterien	WHO 1	in der EU zugelassen seit 09/2018, aber noch nicht vermarktet
Meropenem + Vaborbactam, i.v.	Carbapenem + Betalactamase-Inhibitor	Menarini	U, gram (–), auch mit bestimmten Betalactamase-Resistenzen, u.a. Enterobakterien	WHO 1	in der EU zugelassen seit 11/2018, aber noch nicht vermarktet (USA: seit 08/2017 gegen Harnwegsinfektionen zugelassen)
Delafloxacin, i.v./oral	Fluorchinolon	Melinta Therapeutics und Menarini	H, L, B, U inkl. Gonorrhoe; inkl. MRSA	WHO 2	in der EU zugelassen seit 12/2019, aber noch nicht vermarktet (USA: zugelassen seit 06/2017)
Imipenem + Cilastatin + Relebactam	Carbapenem + Booster + neuer Betalactamase-Hemmer	MSD	B, U; gram (–)	WHO 1	in der EU zugelassen seit 02/2020, aber noch nicht vermarktet (USA: seit 07/2019 gegen komplizierte Harnwegs- und komplizierte intraabdominelle Infektionenen zugelassen)
Cefiderocol, i.v.	Cephalosporin	Shionogi	gram (–) mit begrenzten Therapiemöglichkeiten, u. a. Acinetobacter, Enterobakterien, Pseudomonas	WHO 1	in der EU zugelassen seit 23.04.2020 (USA: zugelassen seit 11/2019)

A1   Neue Antibiotika und Impfstoffe gegen Bakterien in Entwicklung

Wirkstoff des neuen Antibiotikums, Anwendung	Klasse	Unternehmen	Anwendungsgebiete	WHO-Priorität (siehe [19])	Entwicklungsstatus
Lefamulin, i.v. und oral	Pleuromutilin	Nabriva Therapeutics	U, L; gram (−)	–	in EU zur Zulassung empfohlen seit 05/2019 (USA: seit 08/2019 zugelassen)
Plazomicin	Aminoglykosid	Achaogen	U, L, Sepsis, auch MRSA und bestimmte multiresistente gram (−), Enterobakterien	WHO 1	im EU-Zulassungsverfahren seit 10/2018 (USA: zugelassen seit 06/2018)
Solithromycin (T-4288)	Fluorketolid	Fujifilm Toyama	Atemwegsinfektionen	–	Phase III (Japan: im Zulassungsverfahren seit 04/2019)
efilavancin (TD 1792)	Glykopeptid-Cephalosporin-Heterodimer	Theravance Biopharma/R-Pharm	gram (+), auch MRSA	WHO 2	Phase III
Contezolid (MRX-I)	Oxazolidinon	MicuRx	Gram (+), auch MRSA und Vancomycin-resistente Enterococci	WHO 2, 3	Phase III
Iclaprim	Dihydrofolat-Reduktase-Inhibitor	Motif Bioscience	H mit gram (+), MRSA	WHO 2	Phase III (1)

A1 Neue Antibiotika und Impfstoffe gegen Bakterien in Entwicklung

(USA: seit 08/2018 im Zulassungsverfahren zur Behandlung von Hautinfektionen)Lascufloxacin, i.v.FluorchinolonKyorinL, M; Gram(+), auch MRSAWHO 2Phase IIILevonadifloxacinFluorchinolonWockhardtH–Phase IIIPecyclinTetracyclinFogangren BioH, L, U, A–Phase IIISulopenem, i.v. und oralCarbapenemIterum (früher Pfizer)U, B, auch Gram(–)–Phase IIIZabofloxacinFluorchinolonDong Wha / IASO PharmaL, auch MRSAWHO 2Phase III (Südkorea: seit 03/2015 zugelassen)Cefepim + EnmetazobactamCephalosporin + Betalactamase-InhibitorAllecra therapeuticsGram(–), U–Phase IIITebipenem, oralCarbapenemSpero TherapeuticsU–Phase IIIOmadacyclinTetracyclin-AnalogonParatekH, L; auch gegen multiresistente Gram(–), MRSA, Enterobakterien, HämophilusWHO 1, 2, 3Phase III (USA: seit 10/2018 zugelassen; in EU zeitweise im Zulassungsverfahren gewesen)Gepotidacin (GSK-2140944)Topoisomerase-IV-InhibitorGSKH, U, Gonorrhoe–Phase IIICefepim + TaniborbactamCarbapenem + Betalactamase-Inhibitor (für Serin- und Metallo-Betalactamasen)Venatorxkomplizierte U; Carbapenem-resistente Enterobacterales (CRE) und Carbapenem-resistente Pseudomonas aeruginosa (CRPA)–Phase IIIAfabicin (Debio-1450)FABI-InhibitorDebiopharmH, K, Staphylokokken–Phase IIBrilacidinPDE 4-InhibitorInnovation PharmaceuticalsH–Phase IICG-400549offenCrystal GenomixH–Phase IINafithromycinMakrolidWockhardtA–Phase IIBenapenemCarbapenemSihuan PharmaceuticalU–Phase IITNP-2092RNA-Polymerase-Inhibitor, Topoisomerase-II- und -IV-InhibitorTenNor TherapeuticsGram(+), H–Phase IIBOS-228 (LYS-228)MonobactamBoston Pharmaceuticalsmultiresistente Enterobacterien, B, U–Phase IIFinafloxacin, oral und ivFluorchinolonMerLion PharmaB, H, U–Phase II [in den USA zugelassen gegen Otitis media]

(1) 2009 Rücknahme eines EU-Zulassungsantrags

A1 Neue Antibiotika und Impfstoffe gegen Bakterien in Entwicklung

Nicht erregerspezifische Antibiotika mit neuer Kombination bewährter Wirkstoffe in klinischer Entwicklung ab Phase II, im Zulassungsverfahren oder vor der Markteinführung (Stand: 06/2020)

Kürzel bezeichnen die Anwendungsgebiete: Gram(−) = Gram-negative Bakterien, Gram(+) = Gram-positive Bakterien; B = Bauchrauminfektionen, H = Hautinfektionen, K = Knocheninfektionen, L = Lungenentzündung, M = Mittelohrentzündung, U = Harnwegsentzündung, W = Weichteilinfektionen

Wirkstoff des neuen Antibiotikums, Anwendung	Klasse	Unternehmen	Anwendungsgebiete	WHO-Priorität (siehe [19])	Entwicklungs-Status
Aztreonam + Avibactam (ein Monobaktam und ein Betalactamase-Inhibitor), intravenöse Anwendung	Monobaktam + Betalactamase-Inhibitor	Allergan	komplizierte B oder H, L	WHO-Priorität (siehe [19])	Phase III

A1 Neue Antibiotika und Impfstoffe gegen Bakterien in Entwicklung

Gezielt gegen bestimmte Bakterien vorgesehene Antibiotika und andere Antiinfektiva mit neuem Wirkstoff – in Entwicklung (ab Phase II), im Zulassungsverfahren oder vor der Markteinführung (Stand: 03/2020)

Wirkstoff des neuen Antibiotikums, Anwendung	Klasse	Unternehmen	Anwendungsgebiete	WHO-Priorität (siehe [19])	Entwicklungsstatus
...omanid (zur Kombination mit Bedaquilin und Linezolid); oral	Nitroimidazooxazine	TB Alliance (mit Kommerzialisierungspartner Mylan)	multiresistente Tuberkulose	–	in der EU zur Zulassung empfohlen seit 03/2020 (USA: seit 08/2019 zugelassen)
Delpazolid; oral	Oxazolidinon	LegoChem	Tuberkulose	–	Phase II
Macozinon (PBTZ-169, Piperazinbenzothiazinon); oral	DprE1-Inhibitor	Nearmedic	Tuberkulose	–	Phase II
OPC-167832; oral	DprE1-Inhibitor	Otsuka	Tubekulose	–	Phase II
BTZ 043; oral	DprE1-Inhibitor	Univ. München, HKI, DZIF (mit EDCTP, Radboud Univ., BMBF)	Tuberkulose	–	Phase II
Telacebec (Q203); oral	Imidazopyridinamid	Qurient	Tuberkulose	–	Phase II
GSK-3036656; oral	Oxaborol	GSK	Tuberkulose	–	Phase II
Aerucin (AR-105)	monoklonale Antikörper	Aridis Pharmaceuticals	*Pseudomonas aeruginosa* (Prävention)	WHO 1	Phase II
Sarecyclin	Tetracyclin	Paratec	Akne und Gesichtsrose	–	Phase III
Anthrax-Immunglobulin; i.v.	polyklonales Serum	Emergent, BioSolutions	Milzbrand-Infektionen	–	Phase III
Obiltoxaximab	monoklonale Antikörper	Elusys Therapeutics	Milzbrand-Infektionen	–	Phase III
Zoliflodacin; oral	Topoisomerase-Inhibitor	Entasis (mit GARDP)	Gonorrhoe	WHO 2	Phase III

A1　Neue Antibiotika und Impfstoffe gegen Bakterien in Entwicklung

Wirkstoff des neuen Antibiotikums, Anwendung	Klasse	Unternehmen	Anwendungsgebiete	WHO-Priorität (siehe [19])	Entwicklungsstatus
Durlobactam/Sulbactam	A, C, D-Betalactamase-Inhibitor + Cephalosporin	Entasis	*Acinetobacter baumannii*	WHO 1	Phase III
Tosatoxumab (AR-301)	monoklonaler Antikörper	Aridis Pharmaceuticals	*Staphylococcus aureus* einschl. MRSA	WHO 2	Phase III
Exebacase (CF-301)	Phagenlysin	Contrafect	MRSA und VRSA	-	Phase II
Ridinilazol	nicht angegeben	Summit Therapeutics	*Clostridium difficile*-Infektionen	–	Phase III
OPS-2071	Quinolon	Otsuka	*Clostridium difficile*-Infektionen	–	Phase II
DNV-3837	Chinolin-Oxazolidinon-Hybrid	Deinove	*Clostridium difficile*-Infektionen	–	Phase II
Medi-3902	Psl-Hemmer/PcrV-hemmer	Medimmune	*Pseudomonas aeruginosa*-Infektionen	WHO 1	Phase II
N-Rephasin (SAL-200)	Phagenlysin	Intron Biotechnology	MRSA-, VRSA-Infektionen	WHO 2	Phase II
Suvratoxumab (Medi-4893)	monoklonaler Antikörper gegen Toxin	Medimmune	MRSA-Infektionen	WHO 2	Phase II

A1   Neue Antibiotika und Impfstoffe gegen Bakterien in Entwicklung

Impfstoffe gegen bakterielle Infektionen (Stand: 04/2019)

Name des Impfstoffprojektes	Impfstoff-Typ	Unternehmen, Organisation	Anwendungsgebiet	WHO-Priorität	Entwicklungsstatus
PF-06425090	Subunit-Impfstoff	Pfizer	Prävention von *Clostridium difficile*-Infektionen	–	Phase III
ExPeC4V	Konjugat-Impfstoff	GlycoVaxyn / Janssen-Cilag	Prävention von extraintestinalen *E. coli* der Serotypen O1, O2, O6 und O25	–	Phase II
Impfstoff gegen Streptokokken Gruppe B	Konjugat-Impfstoff	GSK	Prävention von Infektionen bei Neugeborenen mit Streptokokken der Gruppe B durch Impfung der Mütter	WHO 3	Phase II
PF-06760805	nicht angegeben	Pfizer	Prävention von Infektionen bei Neugeborenen mit Streptokokken der Gruppe B durch Impfung der Mütter	WHO 3	Phase II
Shigella+	Konjugat-Impfstoff	GlycoVaxyn	Prävention von Shigella-Infektionen	WHO 3	Phase II
VLA84 (IC84)	Subunit-Impfstoff	Valneva	Prävention von *Clostridium difficile*-Infektionen	–	Phase II
VPM 1002	Lebendimpfstoff, attenuiert, rekombinant	Serum Institute of India, Max Planck, VPM	Prävention und Therapie von Tuberkulose	–	Phase III

A1 Neue Antibiotika und Impfstoffe gegen Bakterien in Entwicklung

Name des Impfstoffprojektes	Impfstoff-Typ	Unternehmen, Organisation	Anwendungsgebiet	WHO-Priorität	Entwicklungsstatus
MIP	Ganzzell-Impfstoff	Cadila Pharma	Prävention und Therapie von Tuberkulose	–	Phase III
M. vaccae	Subunit-Impfstoff	Anhui Zhifei Longcom	Prävention von Tuberkulose	–	Phase III
M72 + AS01	Subunit-Impfstoff	GSK, Aeras	Prävention von Tuberkulose	–	Phase II
DAR 901	Ganzzell-Impfstoff	Dartmouth University (USA), Aeras	Prävention von Tuberkulose	–	Phase II
H56:IC31	Subunit-Impfstoff	SSI, Valneva, Aeras	Prävention von Tuberkulose	–	Phase II
H4: IC31	Subunit-Impfstoff	Sanofi, SSI, Aeras	Prävention von Tuberkulose	–	Phase II
MTBVac	Lebend-Impfstoff	Biofabri, Univ. Zagaroza, TBVI	Prävention von Tuberkulose	–	Phase II
TBFluO4L	Impfstoff mit Vektor	RIBSP	Prävention und Therapie von Tuberkulose	–	Phase II
BCG Revaccination	Lebend-Impfstoff	Aeras	Prävention von Tuberkulose	–	Phase II
ID93/GLASE	Subunit-Impfstoff	IDRI/WT	Prävention von Tuberkulose	–	Phase II
RUTI	Ganzzell-Impfstoff	Archivel Farma	Prävention und Therapie von Tuberkulose	–	Phase II

RIBSP: Research Institute Biological Safety Problems, Kasachstan

IDRI: Infectious Disease Research Institute, Seattle

SSI: Statens Serum Institut, Kopenhagen

VPM: Vakzine Projekt Management, Hannover

WT: Wellcome Trust

.